鬱のち晴れ

～今、苦しいあなたへ～

春花

三省堂書店
創英社

もくじ

はじめに

あの日から、私は一体どれだけの人を傷つけ、どれだけの人に支えられてきたのでしょう。子どもを産んでから産後うつ、育児ノイローゼを経験し、それでも一応乗り越えて生活してきたはずだったのに、あの日は、思い留まることができなかった。死へ向かう気持ちを抑えることができず、自殺を図ったのです。

特に何があったわけでもありません。ただ引っ越したばかりで新しい家の環境に慣れておらず、秋が来て急に寒くなり、二階から吹き込んでくる風の冷たさや、畳の部屋とは違うフローリングの部屋の冷たさに体が適応できず、震えながら過ごしていたのが発症の始まりだったと思います。

食べることも思うようにできなくなり、気づけば体重は低体重の域に達していました。次第に脳もうまく機能しなくなり、自分が何をしているのか、ほとんどわからなくなってしまったのです。料理をしようとしてもレシピを読んでも理解できない、外出しようとしても鍵をかけたかどうかわからない、服もどれを着ていいかわからない、怖い……。家の中でただ、震えているしかありませんでした。

そんな恐怖の日々を送るうち、心は生死を彷徨《さまよ》い出しました。もう何もできない、何も考えられない、この恐怖から逃れたい……。そしてあの日、私は自ら死を選んでしまったのです。首と手首を切る大けがでした。

幸い発見が早く、すぐに救急車で運ばれ、手術や輸血のおかげで一命は取り留めました。けれど、幼い娘と夫の生活は激変し、親戚にも多大な迷惑をかけることになりました。近くに住む両親が娘の世話をしてくれたおかげで、娘はなんとか幼稚園に通い続けることができました。しかし両親も高齢、体がもたないことを心配した姉夫婦が時々、娘を預かってくれていたこともあったそうです。

そのような周りのサポートを得られたおかげで、ギリギリの状態ではありましたが、私の入院中、娘と夫はなんとか幼稚園や仕事に通うことができました。

約二ヵ月の入院期間を経て、私は退院しました。しばらくは一人きりになる時間も避けなければならなかったので、実家で娘と共に生活させてもらい、自宅にちゃんと戻れたのは退院から二ヵ月以上経ってからでした。

日常生活はなんとか送れていたものの、心の回復にはやはり時間がかかりました。「母親失格だ」という気持ち、親戚中に迷惑をかけてしまったこと……罪の意識でいっぱいでした。けれどやってしまったことは消せない、傷つけてしまった体も元通りには戻せない…ただただ、時間を戻したい、後悔の気持ちで押しつぶされそうな状態で、二週間に一度の通院生活を送っていました。

次の秋が来るのもとても怖かった。また寒さでおかしくなってしまったらどうしよう……。

けれどそんな私の恐怖を解決するため、夫は具体的に工夫をしてくれました。二階から吹き込む風を防ぐため、階段の下にカーテンを取り付けてくれたのです。この一工夫で、寒さは随分と和らぎ、私は無事に秋と冬を乗り切ることができました。

そして季節が春へと向かう頃、不思議と気持ちが軽くなるのを感じました。ずっと見られるのが怖かった体の傷も、多少は見られてもいいか……という気持ちになってきました。読書をしたいとか、長いこと弾く気になれなかったピアノを弾いてみたいとか、小さな意欲も湧いてきました。「人に会いたい」と思えるようになったのもこの頃からです。

退院から一年以上経ったある日、私はやっと友人に会うことができました。自殺未遂したなんて知ったらどんな顔されるだろうとちょっと不安はありましたが、彼女は笑顔で、私と話し続けてくれました。こんなことも言ってくれました。

（自殺を図ったことについて……）

「春花さぁ…、それって春花に何かが乗り移ったとか、そういうことってない？」

思いもよらない言葉でした。でも、入院中、確か先生にこんなことを言われたのを思い出しました。

「あなたがしたことじゃないですからね、病気がしたことですからね。」

その話をすると友人は、

「でしょ～？　だからさぁ、春花がしたって思わなくていいと思うよ。春花そんなことする子じゃないじゃん。」

どんなに救われたかわかりません。背負っていた自分の罪の意識を、軽くしてもらえた言葉でした。

これまで私は、たくさんの人に、言葉に、支えられて生きてきました。友人の言葉以外にも、産後うつの時は、インターネットに載っていたさまざまな体験談を読み、とても励まされました。

名前も顔も知らない人からも生きる力を頂いたこと、入院中や自宅療養中に家族や親戚に生活を支えてもらったこと、輸血等で命を救って頂いたこと……簡単には返しきれないほどの恩を受け、自分は今後どう生きていけばいいのかずっと考えていました。

そして私も、自らの体験を打ち明けることで見ず知らずの鬱病に苦しんでいる方の力になれたら……と思うようになり、この歌集を作ることにしました。

どうか今辛い思いをしている方の心に届きますように。

早く心に春が来ますように。

遠くから願っております。

鬱やノイローゼにならないために

手抜きして脳を休めてあげた日は　少し自分を褒めてあげよう
今日の日をやり過ごせたらそれでいい　未来のことは未来で悩もう
トイトレ（トイレトレーニング）に気づけば必死になり過ぎて　発症してた育児ノイローゼ
『無理せずに』『楽天的に』『適当に』鬱除け退治のキーワードかな
ストレスは鬱引き起こす大敵です　溜めこみ過ぎず発散してね
外に出て日光浴をすることも　鬱の予防に繋がるみたい
ときどきは連絡とって気にかけて　どんなに強く見える人でも
生き方を教えてくれる幼き子　よく食べよく寝、芯から強い
よく笑い　すぐ泣くけれどそれでいい　感情豊か　鬱除け上手
会える人　会える時間を大切に　心の薬そこにあるから

医学的な内容の短歌には、『○○かな』とか『○○みたい』とか、曖昧な表現があってすみません。私は医者ではないものですから…。

でも、いい加減な情報ではなく、病院の先生に教えてもらったことや、さまざまな人から聴いた話を参考に、自分でも調べた上で書いています。


私は料理の苦手意識が強いのですが、主治医の先生からよく、

「簡単なものでいいからね。適当でいいからね。」

と言われます。

鬱病にならないようにするためには、適度に手を抜くことが大事みたいです。


それから、自分の容量を超えないようにすることも。

私は昔から、人が五分でできることも一時間かかってしまうようなタイプでした。要領が悪いんですね。

だから結婚したら仕事は短時間のパートにする、子どもができたら専業主婦になる、という

ように、自分の容量を超えない生活を心がけてきたつもりでした。

でも、育児に関しては、専業主婦になったからといってこなせるレベルではありませんでした。想像をはるかに超える大変さでした。

子どもが特別手のかかる子だったわけではありません。でも、私にはこなせなかった。『赤ちゃんは泣くのが仕事』とよく言いますが、掃除していても泣く、料理していても泣く……という状態は、実際味わってみるとかなりきついものでした。

そのような状態の中で生活していると、だんだん脳が麻痺していくというか、疲れていてもなぜか眠ることができなくなってしまったのです。眠れないということは疲れもとれないですし、頭も働きません。悪循環を繰り返していました。

その上私は料理が苦手だったので、だんだん献立を考えることもできなくなっていきました。「なんで子どもなんて産んじゃったんだろう……私には無理だったんだよ。子どものいない生活に戻りたい。でももう戻ることはできない。いっそ消えたい。死んでしまいたい……。」

そんな風に恐ろしい思考になっていきました。

でもそれが、産後うつというものだったんですね。

初めて精神科を受診しました。最初に受診した病院は、男性の先生で、産後うつについてはさまざまなデータから分析しているような印象を受けました。診察の間もほとんどパソコンを見ていたので、あまり面と向かって話している感じはしませんでした。

お薬も院内処方ではなく、隣の薬局での処方だったので、薬剤師さんに薬をジェネリックにしてもよいかなど、いろいろと聞かれて戸惑ったのを覚えています。心が生死を彷徨っている状態の時に、どんなことであれ自分で選択するというのは酷なことでした。先生が一番良いと思った薬を処方して頂きたかった。

しばらくして、私は他の病院を受診することにしました。今度は女性の先生でした。手書きでメモを取りながら、私の顔をよく見て診察してくださいました。

私が料理について悩んでいることを話すと、

「じゃあ一緒に献立を考えて、不安なことを一つひとつ具体的に解決していきましょう。」

と言ってもらえました。食材を配達してくれる業者さんも紹介してもらえました。

料理パニックに陥っていた私に、希望を持たせてもらえるアドバイスでした。

お薬もこちらの病院は院内処方でした。診察にあたった先生が、自ら薬を選んでその場で処方してくださいます。鬱状態がひどい時は、お薬の袋に、『一回二錠。朝と夜。』のような簡潔な説明を書き加えてくださったりもしました。

とてもわかりやすく、安心できました。


「良くなるまでにはどれくらいかかりますか？」

と聞いたら、

「そうね〜、暖かくなる頃にはだいぶ良くなってるんじゃないかな。」

と言われました。その時はまだ寒い一月だったのですが、とりあえず春まで頑張ってみようと思えました。


私は実家に子どもを連れて戻り、両親に生活を支えてもらいながら治療を続けました。

そして二月の後半頃、抱っこ紐で子どもを寝かしつけながら、何か同時にできる暇つぶしはないかと思い、ＤＳのゲームをしてみました。

その様子を見た家族が、私の変化に気づきました。

「そんな風に遊ぶ気力が出てきたんだね。」

と言われました。

何もする気力がなかった私が遊ぶ気になったというのは、後から考えれば回復の兆しだったのです。

だんだんと、いろんなことができるようになりました。

アルバムを整理してみたり、子どもを連れてイチゴ狩りに行ったり……、持ち物の準備をするだけで億劫《おっくう》だった外出も楽しめるようになっていました。

食材配達の業者さんも試しに注文してみることにしました。そして、このサービスを利用すれば料理もなんとかなるかもしれないと思えるようになりました。

状態が改善した私は、四月に自宅に戻る許可がおり、また主人と娘と三人で暮らせるようになりました。暗闇の中を彷徨っているような鬱状態を脱して、笑顔で過ごせる日常に戻れたことが嬉しくて、ありがたくて、涙が溢れました。

通院は続けていたものの、産後うつは順調に回復していました。お薬も徐々に減らすことができ、娘が二歳になった頃にはあと一歩で完治できるかなというところまできていました。

ただ、娘の成長と共に育児の内容は変化し、その頃はトイレトレーニングが大変な時期になっていました。幼稚園に入るまでになんとか一人でトイレに行けるようにしたいという思いもあり、毎日必死で娘をトイレに誘導していました。

とはいえまだ二歳……、失敗することも多々ありました。そのたびに汚れたパンツやズボンを洗い、一日に何度も洗濯やトイレ誘導を繰り返す生活に、私はだんだんと疲れ果てていきました。

体の疲れからか、気持ちの焦りからか、ついつい娘をきつく叱ってしまうことも増え、ひどい自己嫌悪に陥っていました。

トイレトレーニングを始めて四ヶ月ほど経った頃、思うように眠れなくなることが増えてきました。疲れているのに眠れない……産後うつの時と似た症状です。怖い……。

でもやっとここまでお薬を減らせたのに、また後戻りはしたくない。その気持ちが強くて、なんとか自力で乗り切ろうとしていました。病院に行くのもギリギリまでためらっていました。『次の診察の時まで耐えよう。そしたらきっと自信が持てるはず。』そう自分に言い聞かせて、眠れない日々を我慢して過ごしていました。

けれど、状態は悪化する一方でした。睡眠不足に加え、思考力にも支障が出てきました。買い物に行っても、買うもののリストを持ってきているにも関わらず、その品物を篭に入れるまでにかなりの時間がかかりました。『タケノコ……えっと、タケノコって何だっけ？野菜か……落ち着け、落ち着け。深呼吸。』そんな感じでスーパーを彷徨っていたように思います。

結局、そのくらいの事態になってやっと、病院に行く決意をしました。診断結果は軽い育児ノイローゼでした。

『もっと早く来ればよかったのに……』確か先生にそう言われた気がします。私は我慢に我慢を重ねた結果、より事態を悪化させてしまっていたのです。お薬は新たな眠剤などを処方され、また増えてしまってショックでしたが、服用せざるを得ませんでした。ただ、産後うつの経験があり症状も似ていたので、もう一度回復を信じてお薬を飲み続けようとその時は思うことができました。そして一ヵ月ほど新たに処方されたお薬を飲み続け、徐々に眠れるようになり、脳の機能も回復していきました。

今思えば、あんなに必死でトイレトレーニングをする必要はなかったのです。幼稚園に入った時点ではまだオムツの子もいましたし、幼稚園生活の中でもその子にあったペースでトイレトレーニングはしてくださいました。個人差はあると思いますが幼稚園に通ううちに自然と自分でトイレに行けるようになっていました。

それなのに私は自分が焦るあまり、二歳の子にはまだ無理なこともできないとイライラし、叱りつけていました。後から反省しました。

その上自分の体調に異変が生じるまで、ストレスを溜めることの深刻さに気付いていませんでした。極度なストレスが加わることも、鬱やノイローゼを引き起こす原因になってしまいます。

もしこれからトイレトレーニングをする方がいらっしゃいましたら、あまり必死になり過ぎると私のようにノイローゼになってしまうかもしれないので、気をつけて頂けたらと思います。汚れものの洗濯がしんどかったら、オムツに戻して一旦トイレトレーニングをやめてみるのもいいと思いますし、ご自身が負担にならない程度のトレーニングにされた方がいいかと思います。

子どもが小さいうちは育児も次から次へと大変なことの連続だと思いますが、どうかあまり無理なされませんように……。

鬱病になってしまったら

今はもう何もできなくたっていい　生きてるだけで充分だから
『ＳＯＳ』誰かに発信できたかな？　できてなければまずはそこから
『眠れない』『下痢気味』等の症状も　我慢し過ぎず早く受診を！
育児して　生き地獄だと感じたら　産後うつかも　すぐに受診を！
簡単なことができなくなってきた…　お薬効けばちゃんと戻るよ
迷わずに頼れる人は皆頼る　ママならたとえ子と離れても
大丈夫　産んで後悔していても　そんな気持ちはやがて消えるよ
産後うつ　必ず治る病気です　いろんな人の体験読んで！
お薬は即効性はないけれど　二～三週間飲み続けてね
お薬が効くまでの間辛いけど　信じて飲んで　必ず効くと

できるだけ一人だけにはしないでね　そばに誰かが付いていてほしい
きっとある　合うお薬と合う病院　諦めないで探していこう
初詣　一万投げて願いしは「どうかください　生きる力を」
そういえば…もののけ姫のおトキさん『生きてりゃ何とかなる！』って言ってた
鉄分やたんぱく質を補うと　良くなることもあるらしいです
暗闇で微かに光る星数え　夜明けが来るの待っていようね
会えるまで何年だって待ってるよ　焦らないでね　そっとしとくね
ガーベラの花の言葉を伝えたい　心の闇にいる人たちへ
冬の日の氷もやがて溶けるように　鬱のち晴れでまた花開く

わたしの体験&メッセージ③『心の支え』

鬱病の症状がひどい時は、人に会うのもしんどい場合があります。一人きりにしたり、長い間全く連絡を取らずにいるのは良くないと思いますが、会いたくなるまで待っていてくれるというのはありがたいことでした。

私の状況を察してくれていた友人は、

「会いたくなったらいつでも呼んでね。でも、待つよ。いつでもよいので、気にせずのんびりね。」

と言ってくれました。

ホッとして、気持ちが楽になりました。今すぐ会うのはしんどいけれど、良くなるまで待っていてくれる友達がいる。嬉しかったです。

遠くに住んでいる友人からは、

「もし気分転換になりそうなら、電話でもしませんか?」

というメールをもらいました。その子は鬱病になったことはない子だったので、自分に何ができるのかを考えても結局、鬱病の本当の辛さはわかってあげられないのではないか……と悩んでくれてもいました。

でも、大事なのは、わかってもらえるかではなく、わかろうとしてもらえたか、だと思うのです。

どんな病気でもそうだと思いますが、この病気は特に、なったことがある人にしかわかりづらい部分の多い病気だと思います。私だってもし自分がなっていなかったら、理解できなかったと思います。

「鬱病なんて気の持ちようなんじゃないの？」

と実際私も昔は思っていましたし……。

でも、違う。そうじゃない。これは気の持ちようでどうにかなることではなく、脳が正常に機能しなくなることによって起こる深刻な病気でした。だから、適切な治療が必要なんですね。自分がなってみて初めてわかりました。

だから、大切なことは、完全に理解してもらうことではないんです。そんな病気があるということを信じてくれて、理解しようとしてもらえただけで、充分ありがたいです。

自分で書きながら思うのですが、私は身内だけでなく、友人にも本当に恵まれていますね。自分のことを信じてくれて、待っていてくれて、理解しようとしてくれる。だから私は、どんなに鬱の症状が重くても、孤独ではありませんでした。

鬱病は、決して一人で乗り切れる病気ではないと思います。そばに居てくれる人、生活を支えてくれる人、信頼できる主治医、そして心を支えてくれる人がいて初めて、回復へと向かっていける病気だと思います。自分はこれらの条件全てが整う恵まれた環境であったことに、心から感謝しなければなりません。

死にたくなってしまったら

あの時の自分に声をかけれたら　『待つ勇気だよ！薬効くまで』
人生のゴールは寿命　今じゃない！　偉そうなこと言えないけれど…
傷つけた体は元に戻せない　この後悔をしてほしくない
死へ向かう青信号が黄になって　赤になるまで誰かを想おう
青信号　急発進をした私　もし子のことを想えていたなら

もしも自殺を図って後悔の中にいたら…

そんなこと　あなたがやったことじゃない　病気がさせたことだったんだよ
しばらくは苦しい日々が続くけど　トンネルの先　春は待ってる
どん底の経験だって無駄じゃない　いつかはきっと役に立つはず
この傷が古い写真のようになり　平気で鏡見られる日まで
振り向けば　茨の道もあったねと　いつか笑って話せるからね

鬱病による自殺で大切な人を亡くされた方へ

これからはどうか笑顔でいてください　誰のせいでもないことですから
深刻さ察することは難しく　気づけなくても仕方ないです
明確な理由が無くても　寒さとか季節の変わり目でも起きるんです
なったことある人にしかわかり辛い部分の多い病気なんです
だからもう　苦しまないで泣かないで　自責の念は捨ててください
たとえもう会えない人も見上げれば　幸せ願い見ていてくれる

わたしの体験&メッセージ④『救えなかった命』

この歌集を作成するにあたって、どうしても忘れてはいけないと思ったのは、救えなかった命のことです。

十年以上前、私は大切な友人を亡くしました。学生時代、いつも仲良くしてくれていた子です。彼女は幼かった私とは逆で、大人っぽく、自立していて、私が困っているといつも助けてくれました。私の知らない世界をたくさん教えてくれて、卒業後も彼女が中心となって連絡を取ってくれたおかげで、私たちは時々再会することができました。

しかししばらくして、彼女はある体の病気に罹《かか》ってしまいました。手術をして一旦は回復に向かっているようにみえましたが、その後悪化してしまったのか、以前のようには育児や仕事が思うようにできず、悩んでいたのではないかと思います。

ちょうどその頃、私は結婚が決まって式の準備に忙しい日々を送っていました。彼女のことが気にはなっていたのですが、辛い状況にいる子に、幸せへと向かっていく自分の報告をするのが申し訳なく思えて、なかなか連絡を取れずにいました。それに彼女は体調が悪化して入院してからも、手術が終わった後などはとても気丈に明るいメールをくれていたので、私は彼女のことを精神的に強い人だと思っていました。だから入院している姿などは見られたくないのではないかと思い、お見舞いに行くことも控えていました。

でも、もうそろそろ結婚のことを話さなければ……そう思っていた矢先、旦那さんからの突然の電話があり、彼女の訃報を受けました。

信じられない気持ちでお通夜に向かい、棺の中の彼女と対面して、それが現実であることを受け止めました。はっきりとしたことはわかりませんが、状況から考えて、おそらく自死だったと思います。

髪がとても長く伸びていました。長い間美容院に行く気力も湧かなかったのかもしれません。伸びた髪の長さが、悩んだ月日の長さを表しているかのようでした。

私は一体、どれだけ長い間彼女と距離を置いてしまったのだろう……。

連絡を取らずにいた期間が長すぎました。学生時代ずっと支えてもらっていたのに、私は彼女が苦しい期間、何もしてあげられなかったどころか、その苦しみに気づくことさえもできなかった。あまりにも愚かな自分を、私は呪いたい気持ちでした。

本当は、強い人なんていないのかもしれません。弱い部分を見せられる人と、見せずに頑張ってしまう人との違いだけなのかもしれません。

「人はそんなに強くない」ということを、私は彼女の命を以て知りました。

「お誕生日おめでとう」のメールだけでも送っていれば……年賀状だけでも名字を間違えずに届いていれば…何か違ったかもしれない。救えるきっかけになったかもしれない。なのに私は、彼女が苦しい時、連絡を取ることさえもできていなかった。

押し寄せる後悔。無力な自分への怒り。

日常生活に戻っても、頭の中には、彼女との思い出が次々に溢れてきて、自然に涙がこぼれました。

悲しみに打ちひしがれていた私を救ってくれたのは、彼女自身が昔言っていた言葉でした。

『後悔役立たず』

ユーモアのある子でした。言い得て妙な言葉で、思わず笑ってしまった彼女の名言でした。

「春花、思い出した〜？　後悔役立たずって言ったでしょう？」

空の上から、そんな声が聞こえてくるような気がしました。泣いていたのに、その言葉を思い出すと、つい笑ってしまうのです。

「そうだね、悲しいけど、ずっとくよくよしてちゃいけないね。前を向いて歩かなきゃね。」

でも……

「後ろ向きな涙じゃなきゃいいよね？　素敵な思い出がたくさんあるから、涙が溢れてきちゃう。あなたを忘れず、想い続ける涙ならいいよね…？」

そう問いかけたくなります。

ありがとう。ずっと大好き。

友へ

何度でも思い出したら泣けばいい　想い続ける涙ならいい
『ツナグ』という映画のように　もし一人会えるのならば　あなたに会いたい
強き人　本当は強いわけじゃない　弱さ見せずに頑張ってるだけ
気づきたい　心の限界来る前に　できれば涙見せてほしいよ
教えてね　せめてこの先できること　墓石に手合わせ踏み出す一歩
名言を遺し旅立つ友の声　あの日の笑顔　永遠《とわ》に心に

回復の兆し

鬱の時ただの景色に見えた画面　今は家族と笑って観られる
モノクロの景色の中で生きていた　一年を経て色づき始め
何かする意欲がちょっと芽生えたら　もう少しだよ　抜けられるまで
料理とか物の整理ができるのも　脳が働き出してるサイン
長いこと開けれなかったピアノの蓋　やっと心に響いたメロディー
電話越し　交わす会話の声色が　明るくなって伝わる元気
たわいない話ができるようになり　良くなったねと喜ばれた日

わたしの体験&メッセージ⑤『気づいた幸せ』

『悪いことがあれば良いこともある』とよく言いますが、この病気の経験もそうでした。死にたくなるほどの苦しみを味わいましたが、そのおかげで、私は様々な幸せに気づくことができました。

例えば、夜眠って朝目が覚めること、身支度ができること、外出、料理、テレビ鑑賞、子どもの世話……等、これらは全て、鬱症状が重い時にはできなかったことです。それまでただの日常生活動作のように思っていたことは、鬱病を経験後、一つ一つの幸せに変わりました。当たり前のことが当たり前にできなくなって初めて、それらは私にとって決して当たり前ではなく、幸せの数々に変わったのです。

夜眠れるだけで幸せ、家事は苦手だけど自分で買い物や料理ができるのは幸せ、子どもが風邪を引いても、自分でその世話をしてあげられることは幸せ……、そんな風に感じられるようになりました。

穏やかに一日を過ごせるということは、一つ一つの幸せの集まりだということに気づけました。特別何があるわけでもなくても、ただ無事に過ごせただけで、感謝の気持ちが溢れてきます。

『鬱病であった』ということを考慮しなければ、私がしたことは、親としてとても無責任で身勝手な行動です。全てを病気のせいにしていいものか、まだ悩む時もあります。

でも、過去を変えることはできません。記憶を消すこともできません。取り返しのつかないことをしたのは事実です。

それでもなんとか気持ちを切り替えて前に進めるようになってきたのは、こんな人生でも、自分なりには精一杯歩いてきた道のりだからです。不器用でも、情けなくても、それが自分の精一杯。だから、過去を受け入れ、向き合って生きていくことが大事なのではないかと思えてきました。

そんな風に前向きな気持ちになれたら、だんだんと笑顔で過ごせる時間が増えていきました。

鬱病によって気づいた日常に溢れている数々の幸せ……この幸せが、どうかこれからも続きますように。娘の笑顔を守れますように。

そう願いながら、これからの日々を大切に積み重ねていきたいと思います。

その後の生活

輸血して妻の命は救われた　だから夫は献血通う
ここにある命の重み人一倍　何年もかけ返していく恩
『ママ大好き　世界一好き』そんなこと言ってくれるの？　こんな母にも
心から笑える日などもうないと思ってたのにこんな日も来る
理想とは真逆の母になってても　子どもはちゃんと育ってくれる
過ぎ去りし育児の過程目にすれば　やっと優しく幼子見つめ
何度でも惜しみなく言う『大好き』と　ハグで娘の傷癒したい
修復ができない場所もあるけれど　まだある道に花を植えたい
すべきこと　できることから始めたら　温かい輪が広がっていた
ぽかぽかと　桜のもとで咲いている　たんぽぽみたく穏やかな日々
顔も見ぬ人から命救われて　私も誰か助けてあげたい

過去に蓋するか迷って出た答え　開けて誰かの役に立ちたい
久々に会う友達と話すうち　一つの夢が輪郭を成し
本書くと娘に言ったら参考に　『1さいだもん』渡してくれた（笑）
※『1さいだもん』は絵本
晴れた空　生きてる限りまた見れる　どんな苦しい日があろうとも

支えてくださった方々へ

そばに居る　すぐ来てくれる　家族愛　今が在るのはそのおかげです
人知れぬ地獄の時も共に生き　信じてそばに居てくれる人
両親や姉の家族のサポートで　途切れなかった通園・通勤
退院し初めて会った日叩かれた　愛の形は痛みとなりて
死のうとした私を責めることもなく　魔法の言葉くれる友達
鬱病を理解しようとしてくれる　その気持ちだけで充分嬉しい
遠くからメールで届く優しさも　心に明かり灯してくれる
ただ無事に過ごせただけで溢れ出す感謝の気持ち　涙とともに
ありがとう　出会った人に恵まれて　出会わぬ人にもまた救われて

あとがき

この歌集を手に取って読んで頂き、本当にありがとうございました。

なぜ短歌にまとめたかというと、実際私が鬱症状がひどかった時は、薬の説明文なども理解できず、長い文章を読むことが苦痛だったからです。なので、少しでも端的にお伝えしたいと思い、短歌という形にしました。

全てのページを読んで頂かなくてもいい、必要な時に必要なページだけ読んで頂ければいい、そんな思いもあって、項目ごとに分けました。


私は今も、通院して薬を飲みながら生活を送っています。鬱病の治療は長くかかりますが、それでも、退院後一年ほど経った時、抗うつ薬を一種類減らす許可がおりました。その更に約八ヶ月後には眠剤を一錠減らす許可がおり、その後も経過順調だったので、隔週で通っていた通院間隔を一カ月に一度程度に延ばしても良いことになりました。少しずつですが、良い方向に進んでいます。良くなったと思ったらどーんと悪くなってしまうこともある病気なので、またいつどうなるかわからないという恐怖は、いつも抱えています。お薬も飲まなくていい生活に戻りたいと願ってはいますが、もしかしたらある程度の量は飲み続けなければいけないのかもしれません。でも、それならそれで仕方ない。自分に合ったお薬を服用して、日常生活がちゃんと送れているなら、それも良しとしよう。そんな風に前向きな気持ちで、焦らず希望も捨てず、治療を続けていきたいと思っています。

娘はというと、自殺を図って倒れている私を見てしまっていたこともあり、トラウマや心のケアが心配でしたが、ありがたいことに今のところとても元気に育ってくれています。ただ、倒れていた私を夢に見てしまうことはあるそうで、見た時は、「もうママ怖かったぁー」と言ったりします。「ごめんね……」としか言いようがないのですが、そんな時は、精一杯抱きしめて、同じ布団の中で寝るようにしています。

私の首や手首の傷を見ると、「気持ち悪かったら正直に言っていいよ」と私が言ったこともあり、本当に正直に「気持ち悪っ」と言ってくれます（笑）。そう言いながらも、「ママ、テープ貼ってあげる～」と言って、一緒にケアを手伝ってくれたりもします。

心の深いところにどれだけの傷を負っているかはわかりませんが、感情を内に秘めず、表に出してくれるタイプの性格だったことに救われています。成長と共に私の病気についていろいろとわかるようになり、複雑な感情も芽生えてくることと思いますが、その時その時娘の気持ちとちゃんと向き合いながら、私なりに精一杯愛情を注いで育てていきたいと思っています。

よく寝て、よく食べて、よく笑う子です。娘を見ていると、私は生き方を教わっている気がします。

赤ちゃんの時から主人に似て、とても生命力の強さを感じる子でした。私と真逆ですね(笑)その根本は、食べるということ、睡眠を充分取るということ、そして感情を出せるということにあるような気がします。生まれ持ったものは人それぞれ違いますが、娘はそれが備わっているタイプの子で、とても逞しいです。私に欠けている部分や、どうして自分が脆いのかなど、娘が無意識にしていることから教わる点が多いです。

どうかその部分を宝物に、これからも向日葵のような笑顔と太陽のような明るさで力強く生きていってほしいと願っております。

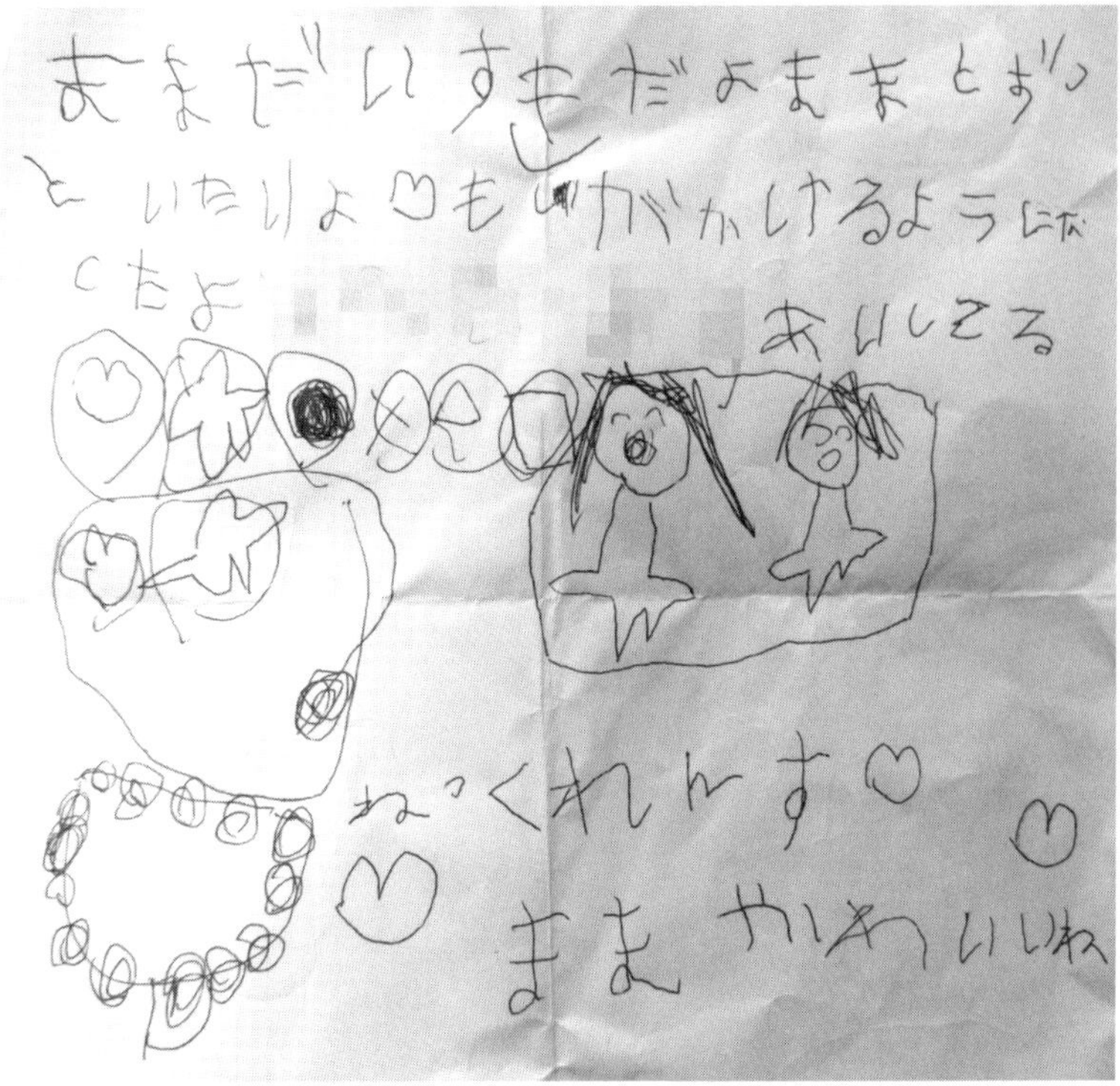
ままだいすきだよままとずっ
といたりよ もじがかけるようにな
ったよ
あいしてる
ねっくれんす
ままかわいいね

鬱のち晴れ
～今、苦しいあなたへ～

2024年2月20日　初版第1刷発行

著者　春花

発行・発売　株式会社三省堂書店／創英社
〒101-0051　東京都千代田区神田神保町1-1
Tel：03-3291-2295　Fax：03-3292-7678

印刷・製本　株式会社ウイル・コーポレーション

ISBN978-4-87923-240-3 C0095